AF495009

N° 23.

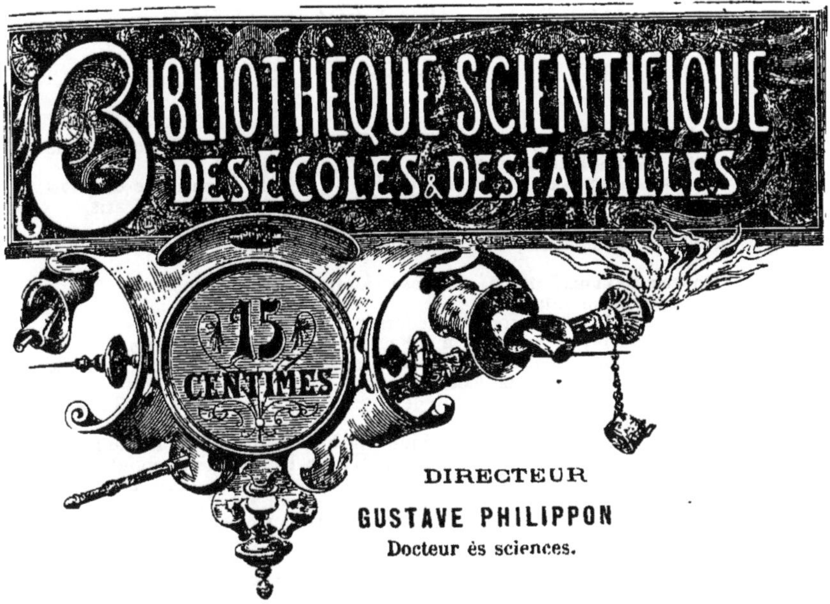

DIRECTEUR

GUSTAVE PHILIPPON

Docteur ès sciences.

MALADIES MICROBIENNES

LE CROUP

PAR

Le Docteur LESAGE

Chef de laboratoire à la Faculté de Médecine de Paris.

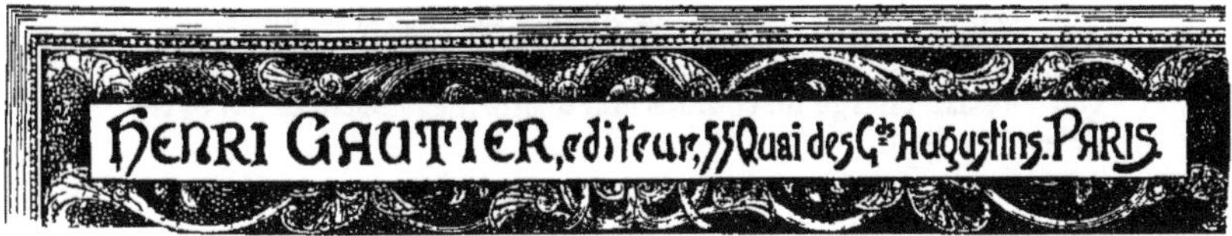

PRINCIPAUX COLLABORATEURS

MM. Le Dr Arthaud, chef des travaux de physiologie à l'Ecole pratique des Hautes Études, professeur au collège Chaptal.

Le Dr Beauregard, professeur agrégé de l'École supérieure de phar-

Le Dr Belin, chef de clinique à la Faculté de Médecine de Paris.

Daniel Berthelot, assistant au Muséum.

Le Dr R. Blanchard, de l'Académie de Médecine.

macie.

Robert Cambier, attaché à l'Observatoire de Montsouris.

Capazza, aéronaute.

J. Chatin, de l'Académie de Médecine.

Henri Coupin, préparateur à la Faculté des Sciences de Paris.

Le Dr Dubief, médecin-inspecteur des épidémies de Paris, chef de laboratoire à l'hôpital Cochin.

Dr Raphael Dubois, professeur de physiologie à la Faculté des Sciences de Lyon.

Duclos, préparateur de botanique à la Faculté de Médecine de Paris.

G. Dumont, professeur à l'Ecole des Hautes Études commerciales.

St. Ferrand, ingénieur-architecte, directeur du journal *Le Bâtiment*.

Camille Flammarion, directeur de l'Observatoire de Juvisy.

Le Dr Garran de Balzan, directeur de cours à l'Association philotechnique de Paris.

Dr N. Gréhant, professeur au Muséum.

E. de la Hautière, prof. agrégé de philosophie au lycée Saint-Louis.

Hanriot, de l'Académie de Médecine.

A. Hébert, préparateur de chimie à la Faculté de Médecine de Paris.

Koehler, professeur de zoologie à la Faculté des Sciences de Lyon.

H. Léauté, membre de l'Institut.

Lecomte, professeur agrégé d'histoire naturelle au lycée Saint-Louis.

Dr Lesage, chef des travaux pratiques à la Faculté de Médecine de Paris.

Levasseur, de l'Institut, professeur au Collège de France.

Gabriel Lippmann, de l'Institut, professeur à la Faculté des Sciences de Paris.

L. et A. Lumière.

Charles Martin, professeur de l'Université.

Martin, chargé de la direction du musée monétaire.

H. Mercereau, professeur de l'Université.

Stanislas Meunier, professeur au Muséum.

Victor Meunier.

Edmond Perrier, de l'Institut, professeur au Muséum.

Gustave Philippon, docteur ès sciences, directeur de la publication.

Paul Philippon, répétiteur à la Faculté des Sciences de Paris.

Le Dr Porak, de l'Académie de Médecine.

L. Prévaudeau, licencié en droit.

A. Quillard, préparateur à la Faculté de Médecine de Paris.

Dr Regnard, professeur à l'Institut national agronomique.

Rocques, ancien chimiste au laboratoire municipal de Paris.

Roux, assistant de la chaire d'agriculture au Muséum.

Roux, vétérinaire de l'armée.

Ch. Velain, chargé de cours à la Faculté des Sciences de Paris.

Etc., etc., etc.

LA
DIPHTÉRIE ET LE CROUP

SCEAUX. — IMPRIMERIE CHARAIRE ET Cie

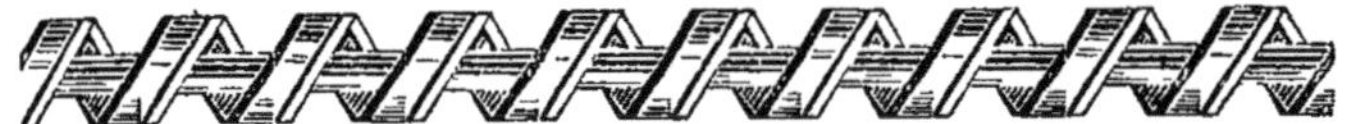

LA DIPHTÉRIE ET LE CROUP

Par le Dr LESAGE

Chef de Laboratoire à la Faculté de Médecine.

Diphtérie..., maladie terrible dont le nom seul éveille la terreur et fait battre d'effroi tout cœur de mère, car non seulement la mort est souvent fatale, mais, dans cette lutte suprême, l'enfant met en jeu toute son activité vitale, résiste au malin démon et n'abandonne la lutte qu'à bout de forces, vaincu et terrassé par le mal.

Effrayante est, en effet, cette maladie qui fauche impitoyablement chaque année tant de petits êtres, car l'âge tendre est une proie facile pour le fléau.

Il y a quelques mois, une grande nouvelle se répandit partout : le traitement de la diphtérie était trouvé.

La communication de M. le docteur Roux, au Congrès de Buda-Pesth[1], eut un retentissement considérable. Ce savant révélait une méthode simple et pratique qui enraye la maladie et donne la guérison, dans la très grande majorité des cas. Dans ce petit opuscule, nous étudierons en détail cette méthode.

Mais nous ne croyons pas inutile de rappeler d'abord à nos lecteurs, par une description succincte, la dispositions des organes plus immédiatement intéressés dans cette terrible maladie.

1. Congrès international d'hygiène et de démographie (tenu à Buda-Pesth du 2 au 8 septembre 1894).

VOIES RESPIRATOIRES

Pour arriver aux poumons où il va revivifier le sang qui revient des parties les plus intimes de l'organisme, l'air que nous respirons doit traverser un ensemble de canaux à formes, plus ou moins complexes, et qui constituent les *voies respiratoires*. Certains points de ces canaux, plus particuliè-

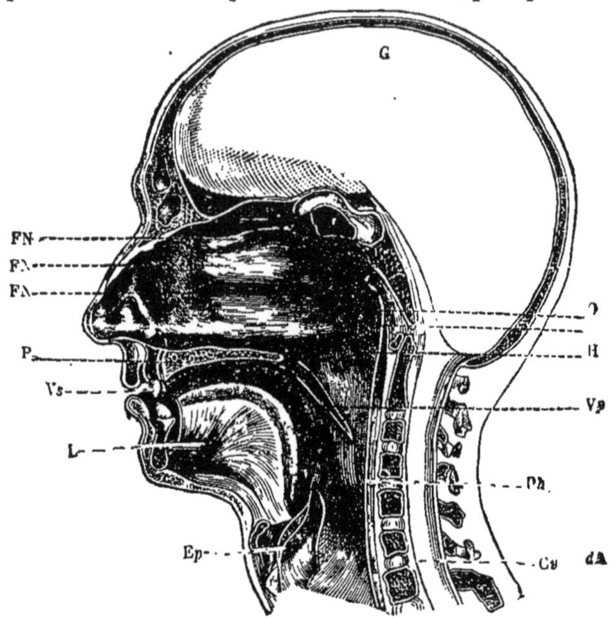

Fig. 1. — G. **Cavité crânienne.** — FN. Fosses nasales. — O. Orifice de la trompe d'Eustache faisant communiquer les arrière-narines avec l'oreille moyenne. — P. Palais. — V*p*. Muqueuse palatine libre (voile du palais), terminée par la luette. — V*v*. Vestibule buccal (entre les lèvres et les dents). — L. Langue. — P*h*. Pharynx. — E*p*. Epiglotte, cartilage attaché avec la langue en avant et en haut du larynx. — C*v*. Canal vertébral. (Figure extraite du cours de zoologie : *L'Homme et les Animaux*, par G. Philippon. — A. Doin, éditeur).

rement balayés par l'air de la respiration, constituent, pour le microbe de la diphtérie, des lieux de prédilection où il pullule avec une effrayante rapidité.

Les voies respiratoires communiquent avec l'atmosphère

extérieure par les narines surtout, et accessoirement par la bouche. Les narines ne sont autre chose que l'ouverture antérieure des fosses nasales dont l'ouverture postérieure donne dans le pharynx, sorte de canal musculo-membraneux. La partie moyenne de ce canal est séparée de la bouche par une ouverture étroite, vulgairement nommée gorge. Le pharynx se continue en bas avec l'œsophage, qui, lui, ne fait pas partie des voies respiratoires et sert uniquement à l'introduction dans l'estomac des aliments que lui transmet la bouche.

La bouche, qui sert accessoirement à l'introduction de l'air dans les poumons, fait donc aussi partie des voies respiratoires. Elle est séparée du pharynx, en arrière, par deux couples de petits muscles appelés les *piliers du voile du palais* et placés l'un derrière l'autre. Entre les deux piliers d'un même côté se trouve une glande nommée *amygdale*. La voûte de la bouche, que l'on nomme *palais*, est prolongée en arrière par une membrane mobile appelée le *voile du palais* et dont les piliers maintiennent la mobilité dans les limites convenables. A la partie médiane du bord extrême du voile est un petit prolongement que l'on nomme la *luette*. C'est l'ensemble de ces parties postérieures servant de limites à la bouche et au pharynx qui constitue ce que l'on est d'usage de dénommer la *gorge*.

Avant d'atteindre les poumons, l'air de la respiration, introduit soit par les fosses nasales, soit par la bouche, va parcourir maintenant un tube à parois résistantes, placé en avant du cou et qu'on nomme la trachée-artère. Arrivée dans la poitrine où sont logés les poumons, la trachée-artère, derrière le sternum, se bifurque en deux canaux plus étroits nommés les *bronches*, lesquelles pénètrent chacune dans un des deux poumons où elles se ramifient à l'infini pour se terminer en fin de compte par de petits culs-de-sac microscopiques, les *alvéoles pulmonaires*. Ce sont ces alvéoles qui constituent, pour ainsi dire, les laboratoires où le sang usé, venant des différentes parties du corps, abandonne les gaz inutiles et nuisibles dont il est chargé et se sature, quand l'organisme est sain, de l'air nécessaire aux combustions vitales et qu'il va, dans ce but, transporter jusque dans intimité des tissus.

La partie supérieure de la trachée-artère, celle qui est immédiatement en rapport avec les ouvertures extérieures des voies respiratoires, change de forme et de dimensions et constitue une sorte de pyramide de forme assez complexe que l'on nomme le *larynx*. Nous ne donnerons pas la description complète de cet organe important, ce serait sortir du cadre que nous impose notre sujet.

Nous nous contenterons de dire que la partie du larynx par laquelle passe l'air est une fente assez étroite nommée *glotte* et qui est limitée de chaque côté par deux espèces de lèvres que l'on appelle *cordes vocales*. Cette fente, qui peut s'élargir ou se rétrécir par le jeu de ses lèvres, sert au passage de l'air non seulement pour la respiration, mais aussi pour la *phonation*, c'est-à-dire la production des sons. C'est grâce aux vibrations des cordes vocales, en effet, que se produit le son de la voix, et ce son, diversement modifié par les différents organes environnants : langue, joues, etc., constitue en définitive la voix et la parole.

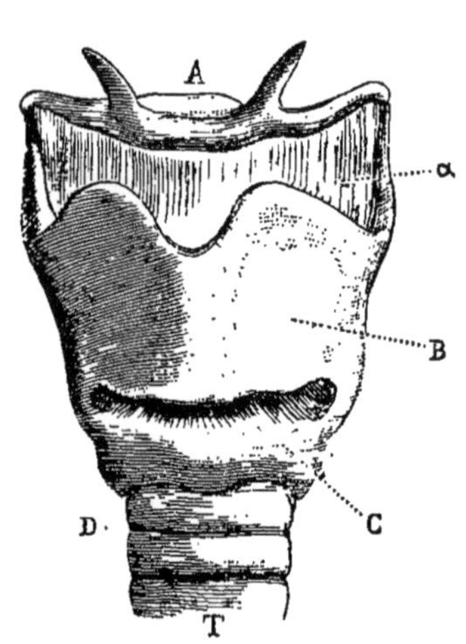

Fig. 2. — Larynx vu par sa face antérieure. A. Os hyoïde. — B. Cartilage thyroïde. — C. Cartilage cricoïde. — D. Anneaux de la trachée-artère. — T. Trachée-artère. (Figure extraite du même ouvrage que la figure 1.)

La glotte est, avons-nous dit, une fente étroite, aussi faut-il peu de chose pour l'obstruer. Et cette obstruction amenant fatalement, si elle persistait, une asphyxie mortelle, il est bon que des corps étrangers, les aliments par exemple, n'y puissent pas pénétrer. Cette pénétration semble, au premier abord, relativement facile, étant donné, ainsi que nous l'avons montré, que la voie suivie par les aliments pour aller de la bouche à l'œsophage croise, au pharynx, la partie supérieure du larynx. Mais un ensemble d'appareils, dont nous n'avons pas à expliquer ici le mécanisme, est établi pour empêcher les aliments de pénétrer dans les voies respiratoires. Nous nous contenterons de signaler une sorte de membrane cartilagineuse nommé *épiglotte*, qui, pendant la déglutition et en vertu du jeu même des organes qui servent à cet acte,

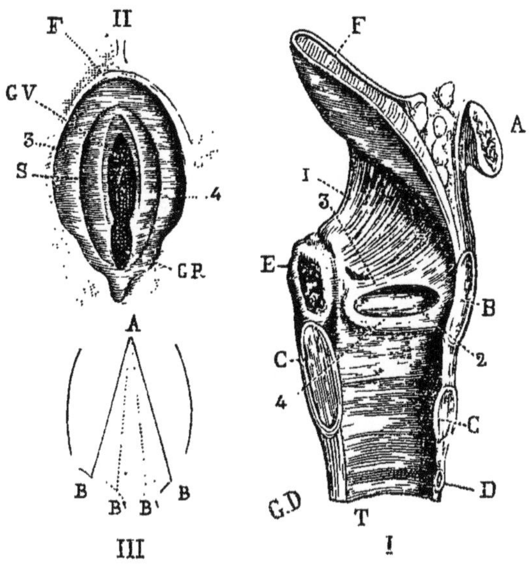

FIG. 3. — I. Coupe longitudinale et médiane du larynx. — Les lettre A, B, C et D désignent les mêmes parties que dans la figure 2. — E. Section du muscle aryténoïdien. — 1. Ligament aryténo-épiglottique. — 2. Ventricule du larynx. — 3 Cordes vocales superieures. — 4. Cordes vocales inférieures. — II et III. Le larynx vu par sa face supérieure. — GR. Glotte respiratoire. — GV. Glotte vocale. — BAB. Forme de la glotte pendant la respiration silencieuse. — B'AB'. Forme de la glotte pendant l'émission d'un son. (Figures extraites du même ouvrage que les précédentes.)

s'étend à la manière d'un voile protecteur au-dessus de la glotte.

Ces quelques notions indispensables étant rappelées, il sera plus aisé de comprendre le danger que fait courir au malade la localisation particulière de l'agent producteur de la diphtérie.

CHAPITRE PREMIER

DIPHTÉRIE. — ANGINE. — CROUP

Avant d'étudier le traitement de la diphtérie et du croup, il est nécessaire de montrer la cause même de la maladie et les signes qui permettent de la reconnaître.

Depuis longtemps, on connaît cette affection, qui décime les jeunes enfants et on est frappé par la gravité du mal et la rapidité de l'évolution de la maladie vers la mort.

Confondue avec d'autres maladies, la diphtérie (angine et croup) en fut bien séparée par deux médecins éminents de ce siècle, Bretonneau et Trousseau.

La diphtérie est une maladie caractérisée par l'apparition de fausses membranes, de « peaux » dans la gorge ou le larynx. Quand cette membrane s'étale sur les amygdales, au fond de la gorge, on dit qu'il y a angine diphtérique. Siège-t-elle, au contraire, dans le larynx, la maladie est dite croup.

Angine diphtérique et croup ne sont donc qu'une seule et même affection, la diphtérie. Tout dépend du siège de la fausse membrane.

Et ceci est tellement vrai, l'essence de ces deux affections est tellement la même, qu'un enfant atteint d'angine diphtérique (le larynx étant indemne) peut contagionner un enfant sain et provoquer chez lui l'apparition, non pas d'une angine diphtérique, mais du croup.

L'inverse est souvent observé.

D'autre part, la diphtérie peut commencer par la gorge et descendre dans le larynx (angine, puis croup) ou commencer par le larynx et remonter dans la gorge (croup, puis angine).

Donc la diphtérie est toujours identique à elle-même : le siège seul diffère.

Telle est la vérité clinique que Bretonneau et Trousseau ont introduite dans la médecine.

Depuis leurs recherches, aucun fait n'est venu infirmer cette donnée; toutes les observations n'ont, au contraire, qu'affermi cette idée.

Bien plus, ces savants médecins ont montré que, dans la diphtérie, l'élément dangereux est la fausse membrane elle-même, « la peau », qui, passant d'un organisme malade sur un organisme sain, peut se développer chez ce dernier et engendrer la maladie.

L'élément contagieux, disent ces auteurs, réside exclusivement dans la fausse membrane.

Mais quels remèdes appliquer? Comment détruire cette fausse membrane? On a tout fait, tout essayé depuis et l'on peut dire que la mortalité, quoique un peu diminué, est restée élevée.

Cependant un grand pas avait été fait ; on savait que la maladie était contagieuse et que l'agent de la contagion résidait dans la fausse membrane.

Tels ne furent pas les seuls progrès.

Trousseau fit plus et inventa une opération qui, en cas de croup, arracha à la mort un certain nombre d'enfants.

Ce traitement ne s'adresse pas à l'angine diphtérique, mais au croup.

Le croup, avons-nous dit, est la diphtérie développée à l'intérieur du larynx. Or, nous l'avons vu précédemment, on sait que cet organe, saillant au-devant du cou, surtout chez l'homme (de là le nom de pomme d'Adam) est un tube creux qui fait communiquer la gorge et les bronches et par où passe l'air pour pénétrer dans les poumons. Au niveau du larynx, ce tube creux présente un rétrécissement notable formé par les cordes vocales, dont la vibration produit la voix.

L'air, pénétrant dans la gorge par la bouche ou le nez, passe dans ce tuyau « le larynx », pour arriver aux bronches et aux poumons.

Or, nous l'avons déjà fait remarquer, si quelque chose bouche plus ou moins ce tube, l'air passera avec difficulté, si bien que l'enfant étouffera par privation d'air. Dans le croup, le larynx est oblitéré par ces fausses membranes.

Trousseau émit cette idée : puisque le larynx est obstrué

par les fausses membranes, en pratiquant une ouverture *au-dessous* de l'obstacle, l'air pénétrera, par cette ouverture artificielle, dans la trachée et les bronches, les symptômes asphyxiques cesseront et l'enfant pourra être arraché à la mort.

Cette opération fait disparaître l'asphyxie, mais n'a aucune action sur la maladie elle-même, sur l'empoisonnement diphtérique.

C'est donc que dans la diphtérie il y a autre chose que la fausse membrane. En effet il y a, en outre, empoisonnement diphtérique qui donne naissance aux symptômes généraux de la maladie.

Dans l'angine diphtérique, on trouve la fausse membrane dans la gorge et, comme cette dernière est un conduit très large, la fausse membrane ne l'oblitère pas.

Dans le croup, la fausse membrane oblitère le larynx (canal étroit) et donne naissance à de l'asphyxie.

Mais dans les deux cas, il y a en plus empoisonnement général.

La trachéotomie fut certes un grand progrès.

Cependant la mortalité de la maladie persista à un taux toujours élevé : 50 à 60 0/0. Mortalité effrayante, quand on pense à la diffusion et à la fréquence de la maladie.

Le médecin s'ingénie à lutter contre le mal : il détruit la fausse membrane qui tapisse la gorge ; il pratique l'opération, s'il y a du croup. Mais, trop souvent, hélas ! ses efforts sont impuissants, car peu de choses agissent sur l'empoisonnement général.

Tel était l'état de la question de la diphtérie en 1884.

A cette époque, un progrès immense fut obtenu et on peut dire que, dès cette date, commencèrent les recherches précises, qui dix ans plus tard, en 1894, devaient aboutir au traitement exact, mathématique de la maladie.

Que se passa-t-il donc de nouveau en 1884 ?

Grâce à la méthode introduite en médecine par Pasteur et appliquée à la diphtérie par Lœffler, ce savant médecin montra que la fausse membrane est formée par la réunion, par centaines, d'un microbe spécial qui se rencontre exclusivement dans cette maladie.

Lœffler isola ce microbe, le cultiva et, par inoculation de

cultures pures, reproduisit la maladie, la fausse membrane, sur les pigeons, les poules, les lapins et les cobayes.

Cependant il restait un certain doute sur la spécificité de ce microbe. Etait-il bien la cause de la maladie ?

Il appartenait à MM. Roux et Yersin, deux élèves de Pasteur, de donner une démonstration évidente du rôle joué par le microbe dit de Lœffler.

Ce microbe est bien la cause de la maladie. MM. Roux et Yersin étudièrent complètement la vie de ce microbe et son action sur les animaux. Ils démontrèrent que la fausse membrane est due à la pullulation de ce microbe et que c'est ce dernier qui produit l'empoisonnement.

D'autre part, fait important, ces auteurs montrèrent que le microbe est là, au niveau de la fausse membrane, qu'il y reste cantonné et ne se répand point en personne dans le sang.

Mais, de la découverte de ces faits, le traitement fit-il un pas en avant ? Avait-on trouvé le remède contre l'empoisonnement ?

Non, mais l'on savait mieux ce que l'on faisait.

Il y a deux choses dans la diphtérie : la fausse membrane où le microbe vit et pullule, et l'empoisonnement dû à des substances secrétées par ce microbe.

Alors naquit cette idée : agissons de plus en plus sur la cause du mal ; détruisons la fausse membrane, c'est-à-dire le microbe. De ce fait, l'empoisonnement cessera faute de production de poison. On essaya tout d'abord sur la fausse membrane ; tous les antiseptiques furent expérimentés : l'acide phénique, le sublimé, le pétrole, le stérésol, l'acide salicylique, etc.

Tous les jours, on vit apparaître de nouveaux médicaments spécifiques, détruisant la fausse membrane, c'est-à-dire le bacille de la diphtérie. Ce fut certainement un progrès. L'affection ainsi soignée fut plus courte, mais ce qui est fait est fait. On peut détruire le microbe, empêcher qu'il fabrique de nouvelles quantités de poison, mais comment annihiler l'empoisonnement déjà effectué ?

Voilà quel était encore le point important à trouver

LE POISON DIPHTÉRIQUE ET LE BACILLE DE KLEBS LOEFFLER.

La découverte du microbe et de sa manière de vivre fit faire un très grand progrès à la désinfection, et on vit baisser certainement le nombre des dipthéries par contagion.

On désinfecta tous les linges qui étaient en contact avec le malade : on détruisit ainsi le microbe et on diminua le nombre des enfants atteints par la contagion.

De plus, ces recherches bactériologiques démontrèrent l'importance de l'isolement de l'enfant au point de vue de la transmission de la maladie.

C'était un grand pas de fait. Mais il y avait encore mieux à faire. Il était nécessaire de trouver une méthode plus sûre, qui agisse plus efficacement sur le microbe et la fausse membrane et annihile l'effet de l'empoisonnement général.

Cette dernière période de l'évolution du traitement de la diphtérie consista en l'étude du poison sécrété par le microbe, le poison diphtérique.

MM. Roux et Yersin isolèrent ce poison et, par son étude méthodique, sont parvenus à trouver la source même du traitement.

Nous reviendrons plus tard sur ces faits. Examinons en détail maintenant l'étude du bacille de Lœffler (en l'honneur du savant qui le découvrit). C'est un petit bâtonnet, visible seulement au microscope, car il n'a que quelques millièmes de millimètre de longueur, renflé à ses deux extrémités à la manière de certains biscuits. Il est immobile (d'autres microbes sont mobiles).

En se divisant à l'infini, s'ils trouvent le milieu favorable à leur culture, comme dans la gorge, les microbes forment de véritables remparts, accolés qu'ils sont parallèlement l'un à l'autre, comme les planches qui forment une clôture. La fausse membrane est surtout composée de ces formations microbiennes. Elle est une véritable culture du microbe.

Mais pour que ce bacille se divise, se développe, se multiplie, il lui faut un bon milieu de culture. Le meilleur est certainement une plaie, une simple excoriation de la bouche, ou de la gorge, ou du larynx.

Or, bien fréquentes sont ces petites plaies dans la bouche des enfants. Le microbe entre dans la bouche, se dépose dans la gorge et s'il trouve une excoriation, tout de suite il s'y multiplie et donne naissance à la fausse membrane.

Puis le microbe continue à se multiplier, la peau s'épaissit de plus en plus, s'étend par ses bords, envahit toute la gorge, gagne le nez, le larynx.

L'évolution naturelle de la vie, pour ce microbe, est de se multiplier, dès que le terrain est favorable. Tantôt la pullulation sera légère et la fausse membrane restera petite ; tantôt, au contraire, le développement est intense et rapide, et la fausse membrane s'étend.

Tout dépend de la vitalité du microbe et du terrain qui est plus ou moins propice à la vie de ce dernier.

Autre point encore très important. Le bacille de la diphtérie ne se développe bien qu'au contact de l'air. Cette condition est nécessaire à sa vie.

On comprend par là que la diphtéric apparaît de préférence dans les endroits exposés à l'air, tels que la gorge et le larynx.

Pour bien étudier les différents caractères du microbe et ses propriétés nocives pour les animaux, on pratique l'isolement du microbe, car, dans la fausse membrane, il n'est pas toujours le seul, il vit côte à côte avec d'autres microbes qui ne sont pas diphtériques.

Il en est en effet d'autres, moins abondants, qui sont de vulgaires parasites et qui vivent sur la fausse membrane comme sur la muqueuse buccale.

Voici le principe de l'isolement. Sur un milieu préparé pour cet usage (plaques de gélose, de sérum, etc.), on promène une parcelle infime de cette fausse membrane. Celle-ci abandonne, sur tous les points frictionnés, des microbes, qui sont ainsi dispersés, séparés les uns des autres. En plaçant le milieu nutritif à une température convenable, chaque microbe, ainsi isolé, mais invisible à l'œil nu, va se diviser, se multiplier et donner naissance à une colonie.

Or, chaque espèce de microbe a, à l'œil nu, une culture à part ; tel microbe donne des colonies rondes, tel autre des colonies plates, tel autre des cultures jaunes, etc. Bref, à chaque genre de microbe correspond une culture spéciale. On trouve donc sur la plaque diverses colonies ; les unes appartiennent au bacille de la diphtérie, d'autres au staphylocoque, etc., etc.

Voilà le principe de l'isolement. Tous les microbes, qui étaient ainsi réunis dans la fausse membrane, sont séparés les uns des autres. En reprenant chacun d'eux et en le cultivant séparément, on peut ainsi étudier la vie du microbe.

Voilà le microbe de la diphtérie isolé. Il forme la fausse membrane. S'il est bien la cause de cette « peau », on doit, avec une culture pure du microbe, reproduire la maladie chez les animaux. C'est ce qu'ont fait MM. Lœfflér, Roux et Yersin.

A cet effet, le bacille de la diphtérie, placé sur une muqueuse excoriée de certains animaux, donne naissance à la fausse membrane diphtérique. Ainsi, en excoriant avec un fil de platine chargé de la culture une muqueuse quelconque (pharynx, conjonctive, etc.), chez les poules, les pigeons, les lapins et les cobayes (cochons d'Inde), on reproduit rapidement la fausse membrane.

On peut encore reproduire expérimentalement le croup, en pratiquant l'opération de la trachéotomie chez un lapin et en irritant la muqueuse de la trachée et du larynx avec un fil de platine chargé de la culture du microbe. Le résultat est évident : on obtient une fausse membrane qui rétrécit le canal aérien et produit chez les animaux tous les signes du croup.

De même, en inoculant sous la peau d'un de ces animaux une petite dose de culture, on obtient, à l'endroit d'inoculation, une bouillie grisâtre, qui n'est, à vrai dire, qu'une fausse membrane.

La conclusion s'impose : le bacille de Lœffler reproduit la fausse membrane là où on le met et pas ailleurs. Le fait suivant est aussi important à connaître : le microbe reste et se développe à cet endroit, il ne passe pas dans le sang.

Mais s'il en est ainsi, à quoi sont dus les symptômes d'empoisonnement ou signes généraux, que l'on observe dans toute diphtérie, soit chez l'homme, soit chez l'animal.

Pourquoi cette fièvre, cette dépression des forces, en un mot cette infection, puisque le bacille lui-même ne dépasse pas l'endroit de la fausse membrane et ne passe pas dans le sang ?

MM. Roux et Yersin ont montré que cet empoisonnement général est dû à un poison que secrète le microbe, là où il est, c'est-à-dire dans la fausse membrane.

Ce poison est diffusible, il est absorbé par la circulation, passe dans le sang et produit ainsi les symptômes généraux.

Voici ce que disent ces auteurs : « Filtrons sur porcelaine une culture dans du bouillon de veau après qu'elle est restée sept jours à l'étuve ; tous les microbes sont retenus par le filtre, et le liquide obtenu est parfaitement limpide et légèrement acide. Il ne contient aucun organisme vivant; laissé à l'étuve, il ne se trouble point; ajouté à du bouillon alcalin, il ne donne pas de culture; introduit aux doses de 3 à 4 centigrammes sous la peau des animaux, il ne les rend pas malades. Il n'en est plus ainsi si on emploie des doses plus fortes, si on injecte par exemple 35 centigrammes dans la cavité péritonéale d'un cobaye ou dans les veines d'un lapin. »

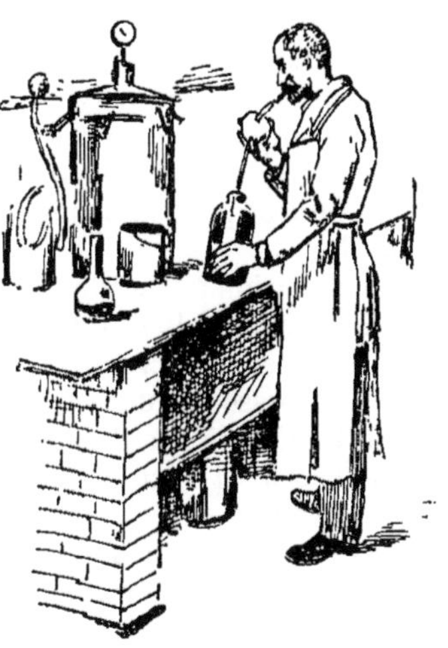

Préparation du sérum.

Ces animaux deviennent rapidement malades et meurent empoisonnés par le poison diphtérique.

Cependant si on laisse la culture vieillir, exposée dans un courant d'air, elle devient alcaline, et la quantité du poison produit est plus élevée.

La rénovation continue de l'air est nécessaire pour obtenir de fortes quantités de poison. On filtre de même et on inocule aux animaux, mais des doses moindres, car la quantité du poison produit est plus élevée.

« Introduisons, disent ces auteurs, sous la peau d'une série de cobayes des quantités de liquide toxique débarrassé de microbes variant de un cinquième de centimètre cube à deux centimètres cubes, et comparons les effets de ces injections à ceux de l'inoculation d'une culture fraîche de bacilles, pratiquée sur des cobayes témoins. Tous les animaux qui ont reçu le liquide filtré présentent bientôt un œdème au point d'injection, tout comme les témoins en ont un au point d'inoculation ; ils sont bientôt hérissés et ont la respiration haletante, comme ceux qui ont reçu la culture vivante. Ils meurent comme eux, sans que, pendant tout le temps de l'expérience, on puisse saisir une différence dans l'attitude des uns et des autres.

Les cobayes auxquels on a donné le plus de liquide toxique meurent en moins de vingt-quatre heures, les autres en quarante-huit heures ou trois jours selon les doses reçues. Les lésions sont identiques, qu'ils aient succombé à l'injection du poison diphtérique ou à l'inoculation du bacille de la diphtérie. La maladie, symptômes et lésions, est donnée aussi sûrement par l'injection du poison que par l'inoculation du bacille.

La conclusion à tirer de toute cette étude est que :

1° Le bacille de la diphtérie produit, à l'endroit où il est placé, la fausse membrane;

2° Il ne passe pas dans le sang;

3° Il produit là où il est un poison en quantité variable qui est absorbé et vient empoisonner l'organisme.

De même que, dans la culture, la quantité du poison sécrété est variable (la quantité augmente avec l'ancienneté de cette culture), de même, chez l'enfant, le poison sera sécrété en doses variables, d'après la force du microbe ; car nous avons vu plus haut que le bacille avait une force variable, suivant différentes conditions, et que plus le milieu de culture lui est favorable et plus la quantité de poison augmente. Or, nous trouvons ces qualités de milieu, chez les enfants déchus, épuisés, amaigris, offrant peu de résistance vitale. Il y a donc des diphtéries légères, des diphtéries graves, suivant la vitalité du bacille, c'est-à-dire suivant la quantité de poison qu'il sécrète.

Tels sont les faits précis que MM. Roux et Yersin ont établis, à la suite d'expériences poursuivies avec une très grande rigueur scientifique.

C'était un très grand pas de fait dans la lutte contre la diphtérie.

M. Roux ne s'en tint pas là et, avec une admirable et ingénieuse patience, il chercha, chez les animaux, à guérir cette affection, dont il connaissait en détail les moindres particularités. Plus loin nous étudierons cette nouvelle méthode de traitement. Mais, auparavant, étudions les diverses conditions qui président à l'éclosion de la maladie et les divers symptômes qui permettent de reconnaître sa présence.

CHAPITRE II

CONTAGION DE LA DIPHTÉRIE

La diphtérie se rencontre sous tous les climats, dans toutes les saisons. Elle n'épargne aucun âge de la vie; cependant elle s'attaque de préférence aux enfants, surtout de trois à six ans. Tout le monde est d'accord à ce sujet.

L'enfance fournit 90 0/0 environ des diphtéries prises en bloc. Parfois les adultes sont atteints (10 0/0 environ du total). Et, si l'on examine bien les faits, on remarque que l'adulte est presque toujours atteint après avoir été au contact avec un enfant malade de cette affection. Tout le monde connaît la liste, déjà longue, des médecins victimes de leur dévouement. Que de fois n'a-t-on pas vu mourir, enlevés par le terrible mal, et l'enfant et son médecin? Celui-ci contagionné par celui-là. Et ce n'est pas un des côtés les moins dangereux de l'opération de la trachéotomie. L'opérateur, tout entier à son opération, reçoit sur les yeux, sur la figure, de la bave de l'enfant. Il ne s'en aperçoit pas, il ne pense point au danger, tout occupé qu'il est à vouloir sauver son opéré. Que de jeunes gens, que d'internes ont déjà fourni au mal terrible une moisson abondante? Parfois même, ô ironie du sort, l'enfant guérit et le médecin meurt! Et cependant le rang de ces vaillants ne s'éclaircit jamais. La fatalité est parfois terrible. Il y a quelques années un jeune interne dit à un de ses amis : « Tu es fatigué..., laisse-moi faire ton service... Fais attention..., si tu prends la diphtérie, tu y resteras. » L'événement ne se fit pas attendre. Quelques jours après, le mal inexorable avait fauché, à la fleur de l'âge, cet homme tout de cœur et de dévouement. Son ami, prophète de mauvais augure, le remplace. Il fallait au fléau une nouvelle victime. L'ami partait, à son tour, emporté par une diphtérie effroyable.

Que de faits analogues dans les annales des hôpitaux!

La diphtérie n'a point de préférence pour le sexe. Le docteur Millard l'a démontré, les chiffres à l'appui.

Elle frappe et enfants forts et enfants d'apparence chétive. Rien ne lui résiste. Et si la diphtérie est plus fréquemment observée dans la classe pauvre que dans la classe riche, ceci tient à l'absence d'hygiène, à la promiscuité des enfants, au défaut d'isolement. Que de fois, dans une pauvre chambre, sur le même lit, ne voit-on pas un enfant malade côte à côte avec son petit frère ou sa petite sœur bien portant encore pour quelques jours, car la maladie est contagieuse au plus haut chef.

Bien que Trousseau, Peter et d'autres n'aient pu s'inoculer à l'aide de la lancette aucune manifestation diphtérique, personne ne se refuse à admettre de nos jours la propagation de la maladie. De là les épidémies qui déciment des villages entiers, des casernes, des pensions, des villes même.

Mais comment s'exerce cette contagion? Est-ce par l'air, ou par le contact direct? Il est un fait certain que la contagion par l'intermédiaire de l'air est peu fréquente. Elle n'existe réellement qu'à petite distance. Et encore, dans tous ces cas n'y a-t-il pas eu, soit contact direct, soit encore transport du germe de l'enfant malade à l'enfant sain par un tiers, par des vêtements, par des linges communs, par la literie? On trouve, en cherchant bien, l'agent de contagion. L'enfant a expectoré, a rejeté les fausses membranes sur un linge, un mouchoir, les draps du lit, les vêtements de sa mère, de sa bonne. Or, qu'a-t-il rejeté avec la fausse membrane? On le devine : le bacille spécifique. Celui-ci se dessèche; le linge, le mouchoir etc., est alors contagieux, car il porte l'agent du mal.

Un enfant sain est en contact avec ces linges infectés, à des kilomètres de l'enfant malade. Il est en relation avec un tiers, qui infecté, portant le bacille sur les vêtements, lui sert d'agent intermédiaire avec l'enfant malade. L'enfant sain est bientôt atteint par la maladie. On peut invoquer l'air. Mais non, cherchez bien et vous trouverez le moyen de contagion C'est un linge, n'importe quoi, qui a transporté le bacille rejeté par l'enfant. Si ce linge est porté à un bout de la France, il pourra provoquer l'apparition de la diphtérie. Donc il faut se défier de tout objet qui a touché le diphtérique et qui a pu être infecté par le bacille. Voilà l'agent véritable intermédiaire de la contagion

De la connaissance de ces faits dont on est redevable aux études bactériologiques, est issue la pratique de la désinfection.

Il y a nécessité de pratiquer la désinfection de tout objet qui a été en contact avec le malade. De là est née cette pratique hospitalière de revêtir, en entrant dans le pavillon des diphtériques, un vêtement spécial que l'on abandonnera à la sortie, pour éviter de transmettre le germe au loin.

Bien plus, cette idée de la contagion par les objets a fait créer « l'isolement » du petit malade. De la sorte, il n'est en contact avec aucun autre enfant.

A la suite de l'application de ces diverses mesures d'hygiène, on a vu peu à peu le nombre des dipthéries contractées par contagion diminuer progressivement.

La contagion médiate par les objets (linges, literie, etc.) n'est pas le seul mode de contagion. La contagion peut être immédiate, par véritable inoculation. Le patient a pris la diphtérie, à la façon de l'animal qui a été inoculé par la culture pure. Des faits sans nombre ont constaté que ceux qui soignent les malades contractent le plus souvent la maladie, si la sécrétion diphtérique, à l'état liquide ou de fausse membrane, vient se déposer sur une muqueuse (bouche, œil) ou sur un endroit de la peau excorié (piqûre). En cela, il s'agit d'une véritable inoculation.

Les observations de contagion directe, qui ont eu pour sujets des médecins, ont un caractère particulier de rigueur.

Herpin (de Tours) a décrit cette contagion directe observée sur lui-même, et c'est un des faits sur lesquels s'appuie Bretonneau. En 1843, la diphtérie fut inoculée à Herpin par un enfant. En cautérisant la gorge de cet enfant, Herpin reçut dans la narine le produit morbide lancé dans un effort de toux. Quelques heures plus tard, enchifrènement du côté gauche, voix nasillarde, puis tout à coup, angine douloureuse, insomnie nocturne, extrême malaise..., le lendemain les deux amygdales et la luette étaient complètement enveloppées d'une incrustation blanche. Trois fois un dé de fausses membranes qui emboîtait la luette se détache et se reproduit, etc...

Voilà un cas qui peut servir de type pour la contagion immédiate.

Valleix fut contagionné de la même façon et mourut. En examinant un jour la gorge d'un enfant atteint de la maladie, Valleix reçut dans la bouche un peu de salive lancée dans un effort de toux; il gagna la maladie. Le lendemain, sur l'une de ses amygdales, il constatait l'existence d'une petite concrétion pelliculaire; survint un léger mouvement de fièvre; au bout de quelques heures, les amygdales, la luette étaient couvertes de fausses membranes. Bientôt une sécrétion abondante d'un liquide séreux s'écoulait du nez; les ganglions du cou, le tissu cellulaire de cette région, de la partie inférieure de la mâchoire, se tuméfiaient considérablement; il y eut du délire et, en quarante-huit heures, Valleix mourait sans avoir présenté d'accidents du côté du larynx.

On ne compte plus les médecins morts de la sorte.

Citons encore un fait curieux de contagion, relaté par M. G. Sée. — Deux enfants prennent le sein d'une seule nourrice. L'un a la dipthérie, le second est bien portant. Bientôt le second devient malade : le mamelon du sein avait servi d'intermédiaire. Bien plus, la nourrice embrassant ses enfants prit la maladie à son tour.

Ainsi donc la diphtérie est surtout coutagieuse à l'aide des linges qui ont été souillés par l'expectoration de l'enfant.

CHAPITRE III

SYMPTOMES DE LA MALADIE

Il y a lieu de distinguer la diphtérie de la gorge ou angine diphtérique, et la diphtérie du larynx ou croup. — Les signes, qui permettent de la reconnaître, sont variables, suivant ce siège.

ANGINE DIPHTÉRIQUE

La diphtérie de la gorge a un début insidieux, sournois. Durant quelques jours, un peu de fièvre, très peu de fièvre (38°), un peu de mal de gorge et surtout de l'affaiblissement général, puis la maladie se déclare.

Voici ce qu'on trouve à l'examen de la gorge. La gorge est rouge au premier abord, mais on voit apparaître une fausse membrane grisâtre, molle, friable, peu épaisse, peu étendue, lisse et plane à sa surface, adhérente à la muqueuse, à bords nets, non relevés. Bientôt l'adhérence diminue, les bords se relèvent, puis elle se désagrège.

Elle flotte sur l'eau, se reproduit rapidement et facilement, s'étend par sa périphérie et envahit tout ou partie de la gorge. Ceci est variable suivant les cas.

Dans les cas graves, la fausse membrane devient gris sale, noirâtre; cette teinte est accompagnée d'une certaine fétidité. Une fois développée dans la gorge, cette peau peut gagner toute cette cavité, envahir le nez ou descendre dans le larynx et donner naissance au croup secondaire.

L'enfant a mal à la gorge, présente de la difficulté pour boire et manger. Il ressent un peu de douleur à la pression sur les côtés du cou. De plus la voix est nasonnée.

Bientôt on voit, sur les côtés du cou, apparaître quelques glandes, grosses, peu douloureuses, résistantes et bien isolées les unes des autres. Parfois, autour d'elles, le cou est gonflé.

L'état général est peu atteint, dans les cas légers. L'enfant a une légère fièvre (38°-38°,5), le pouls est mou, sans résistance à 120 pulsations. L'enfant est faible, pâle, anémié, plombé, n'a pas d'appétit. La maladie déprime fortement les forces.

Quand la diphtérie est grave, l'enfant est livide et abattu, les yeux sont demi-clos, éteints, les lèvres un peu cyanosées, bleuâtres. L'enfant a souvent de la diarrhée, de l'insomnie, des saignements de nez (le sang est noirâtre). — La température n'est pas plus élevée que dans les cas précédents, mais le pouls est petit, misérable; les battements du cœur sont faibles, souvent irréguliers et inégaux. L'urine est peu abondante et contient une notable quantité d'albumine.

La respiration est accélérée, rapide.

Ces signes fâcheux augmentent peu à peu et l'enfant, après quelques jours, est enlevé par la maladie.

Ce qu'il est important de savoir. c'est que l'origine diphtérique n'éclate pas brusquement et que souvent il faut la chercher.

Tout au contraire, les maux de gorge, qui viennent tout d'un coup et d'emblée, sont accompagnés d'une forte fièvre, avec mal de tête, rougeur, sueurs, en un mot une réaction intense et vive de l'organisme, n'appartiennent pas le plus souvent à la diphtérie.

Cependant il ne faut pas s'y fier, et il faut toujours faire examiner la gorge par le médecin, car on a signalé quelques cas de diphtéries qui ont présenté ce début brusque, cette forte fièvre et cette réaction notable. — Ces cas sont cependant rares.

Les angines, qui ont ce mode de début, sont dites angines herpétiques ou pultacées. On trouve dans la gorge, ou de la rougeur simplement, ou des petits morceaux blancs qui s'écrasent comme du riz cuit. Ce ne sont pas de fausses membranes.

Cependant, comme la diphtérie de la gorge peut se présenter suivant cet aspect pultacé, il vaut mieux dans l'état actuel, penser à la diphtérie dès qu'il y a « du blanc » dans la gorge.

DU CROUP

La diphtérie du larynx est soit secondaire à une angine, soit primitive sans être précédée d'angine. Dans ce dernier cas, on dit qu'il y a croup d'emblée.

On examine la gorge et il n'y a rien d'apparent. Cependant l'examen microscopique et la culture permettront de reconnaître que cette gorge, en apparence saine, contient le microbe de la diphtérie. On prend, pour faire cet examen, un peu de mucosités du fond de la gorge avec un fil de platine.

Quels sont donc les signes du croup?

Dans une première période, il y a inflammation du larynx sans obstacle mécanique; la fausse membrane est dans le larynx, mais laisse encore libre passage à l'air. La douleur est peu marquée, surtout chez les jeunes enfants. La voix est enrouée, éraillée, rauque, de tonalité basse et éteinte, sourde, voilée. Cette altération de la voix dans le cours d'une angine diphtérique doit attirer l'attention vers le larynx; la toux est par quintes plus ou moins rapprochées et violentes. La respiration est libre, sauf la nuit où il existe un léger sifflement à l'inspiration.

Dans une deuxième période, on dit que le croup est confirmé. La respiration devient pénible, gênée; l'inspiration est lente, pénible, voilée, avec effort, longue et sifflante. L'expiration est d'abord facile, puis devient plus gênée, plus longue; les ailes du nez battent. Les respirations sont donc longues, mais plus rapprochées, plus fréquentes; l'enfant est tout entier à respirer et ne peut s'endormir sans avoir un accès de dyspnée. Cette dyspnée longue et due à un obstacle laryngé, est bien différente de la dyspnée à respirations courtes, rapides, nombreuses, signe d'infection générale intense ou d'une complication pulmonaire.

L'obstacle qui ferme le larynx est indiqué par cette dyspnée longue, lente, voulue, et par le tirage sus et sous-sternal.

L'inspiration voulue (à l'aide des muscles inspirateurs) dilate la cage thoracique, mais comme il y a rétrécissement du larynx, le vide fait par cette dilatation de la cage ne peut que difficilement faire entrer l'air ; il aspire le diaphragme et les viscères abdominaux (c'est le tirage sous-sternal), ainsi que les régions sus-claviculaires (c'est le tirage sus-sternal).

Dans l'inspiration normale, le creux épigastrique se bombe et il y a refoulement des viscères ; dans le tirage, au contraire, il se fait un appel du diaphragme, d'où production d'un creux à l'épigastre.

Avant l'âge de quatre ans, les côtes, vu leur état flexible, sont aspirées à l'inspiration, au niveau de l'insertion du diaphragme : d'où un sillon circulaire à la base du thorax et une moindre dépression du creux épigastrique.

Cette difficulté de la respiration, légère d'abord, augmente progressivement, devient plus marquée le soir et la nuit et bientôt présente, la nuit d'abord, puis le jour, des accès d'apnée, c'est-à-dire d'absence de respiration.

Ces accès de suffocation ont une très grande importance : ils indiquent l'opération de la trachéotomie, s'ils se renouvellent.

D'abord l'enfant se réveille en sursaut, à l'occasion d'une quinte de toux et d'une gêne plus accentuée de la respiration : la violence de la toux peut être suivie du rejet d'une fausse membrane, d'une « peau ».

Puis éclatent de véritables accès : l'enfant présente une gêne de la respiration, fait quelques mouvements, étouffe, s'assied, ébauche un cri ; la dyspnée ou difficulté de respirer est intense, bruyante, striduleuse ; l'enfant est en angoisse, en anxiété, la tête en arrière, le cou tendu et gonflé ; les ailes du nez se dilatent ; les efforts d'inspiration sont au maximum ; le tirage est intense ; les extrémités et les lèvres sont bleuâtres, couvertes d'une sueur froide. Le pouls devient petit, intermittent, puis l'enfant tombe épuisé, dans un état d'adynamie et d'asphyxie ; bientôt la respiration devient plus facile, l'enfant revient à lui, et la dyspnée devient continue comme avant l'accès.

Cet accès d'étouffement dure quelques minutes. Il est d'une intensité variable : ou petit, léger, menant progressivement à l'asphyxie ; ou intense et produisant rapidement cette dernière.

On n'observe pas ces accès quand la diphtérie est extrêmement grave, car dans cette situation périlleuse, l'enfant a moins de sensibilité, moins de réaction que dans les diphtéries moins graves.

Puis vient la période asphyxique.

L'asphyxie s'établit plus ou moins rapidement. La voix n'a plus de timbre, l'enfant parle des lèvres, la toux est sourde, éteinte. La sensibilité s'émousse, les quintes de toux s'éloignent, deviennent plus rares (et à cette période de la maladie l'opération de la trachéotomie est bien supportée).

La dyspnée est continue, mais a moins de force et est moins intense ; le tirage et le bruit respiratoire diminuent, l'enfant s'agite moins, et les accès de suffocation disparaissent. L'asphyxie est continue, la respiration se ralentit. L'enfant devient calme, somnolent, assoupi ; la face est pâle, livide, les extrémités bleuâtres, le pouls incomptable. Peu à peu la somnolence augmente, et la mort survient. La durée du croup est courte, de quelques jours. Le pronostic en est grave, d'une part par l'obstacle apporté à la respiration, d'autre part par l'infection concomitante.

Dans le cours de l'angine diphtérique ou du croup, il n'est pas rare d'observer des complications pulmonaires. Celles-ci apparaissent du 2e au 5e jour après le début de la maladie. — Les signes qui permettent de penser à l'existence d'une complication pulmonaire sont variables, suivant que l'enfant a de l'angine isolée, ou que l'angine est associée au croup.

Dans le premier cas, voici ce que l'on observe. Les respirations sont courtes, rapides, incessantes ; les ailes du nez battent et sont animées de mouvements rapides. Il n'y a pas de tirage, comme dans le croup. La voix et la toux ne sont pas éteintes.

Il n'y a pas d'accès de suffocation. De plus la fièvre est élevée, vers 40° : or la diphtérie par elle-même est peu fébrile, et l'apparition d'une fièvre est toujours le signe d'une complication.

Cependant l'enfant est livide, bleuâtre. Rien ne sert de pratiquer l'opération, qui ne donnera aucun résultat, car la complication est dans le poumon, et il n'y a pas de croup.

Cette complication est très grave. L'asphyxie persiste, et en quelques heures l'enfant est enlevé, et par l'infection et par l'asphyxie.

S'il y a angine et croup, il est difficile de reconnaître l'existence de la complication pulmonaire, car il y a les signes de l'obstacle laryngé, ceux de l'infection et ceux de la complication.

La marche rapidement progressive de l'asphyxie, l'intensité de cette dernière, la fièvre élevée (40°), la peau chaude, brûlante, le pouls incomptable sont autant de signes, qui peuvent faire penser à une lésion pulmonaire.

Dans ces cas, l'infection est intense et la mort survient rapidement par asphyxie.

Tels sont les symptômes cliniques de la diphtérie.

Mais ce qui est important, surtout depuis que nous possédons une nouvelle méthode du traitement, est de savoir que, dans la majorité des cas, la diphtérie est due au développement du bacille de Lœffler, soit dans la gorge, soit dans le larynx, mais que souvent ce microbe n'est pas seul et qu'il peut être associé à d'autres microbes, le staphylocoque, le streptocoque..., etc. Or, le nouveau traitement tue le bacille de Lœffler et a peu d'action sur ces microbes associés, de sorte que le résultat heureux sera rapide, évident, quand le bacille de Lœffler est seul, et peut être moins évident, quand il y a association avec tel ou tel microbe que nous venons d'énumérer.

D'autre part, il faut savoir que quelquefois la diphtérie n'est pas due au bacille de Lœffler, mais à d'autres microbes.

En ce cas, l'examen bactériologique est de toute nécessité pour savoir quelle est la cause de la maladie et la nature de l'agent infectieux.

CHAPITRE IV

TRAITEMENT DE LA DIPHTERIE

Nous venons de montrer :

1° Que le bacille de Lœffler n'est pas le *seul* agent causal de la production de la fausse membrane;

2° Que le bacille de Lœffler peut être associé à d'autres microbes.

De là, la division nouvelle des diphtéries d'après l'existence de tel ou tel microbe :

1° Diphtérie avec bacille de Lœffler pur ;

2° Diphtérie due à ce bacille et association avec le streptocoque ;

3° Diphtérie due à ce bacille et association avec le staphylocoque;

4° Diphtérie sans bacille de Lœffler.

L'examen bactériologique seul peut établir ce diagnostic, car une application véritablement scientifique du nouveau traitement en découlera.

Il est de toute nécessité de savoir que la méthode nouvelle s'adresse aux diphtéries à bacille de Lœffler, qu'il soit pur ou associé à d'autres microbes. Les résultats sont merveilleux, si le bacille diphtérique est pur, et donne de très beaux résultats, si le bacille est associé. On comprend facilement cette différence.

La nouvelle méthode empêche le bacille diphtérique de pousser. S'il est seul, le résultat obtenu est net. S'il est au contraire associé, le bacille ne pousse plus, mais le microbe associé (streptocoque ou staphylocoque) continue à pulluler, de sorte que dans cette seconde éventualité, une fois la gorge débarrassée du bacille diphtérique, il reste à faire disparaître le microbe associé.

Cette distinction est importante, car, après l'application de la méthode, le microbe associé, se trouvant libre, peut produire des petits accidents secondaires, des petites suppurations, qu'il sera nécessaire de soigner. Il faut donc être bien pénétré de l'action du nouveau principe. Il agit *seulement* sur le bacille diphtérique.

Donc il se dégage un fait important :

Partant de cette donnée, qui est la base d'un traitement véritablement scientifique, il faut examiner soit la fausse membrane de la gorge, au cas d'angine, soit les mucosités du fond de la gorge, en cas de croup.

Car, si l'examen n'est point pratiqué et si la nouvelle méthode ne donne point un résultat heureux, cet insuccès ne peut être mis au passif de la nouvelle méthode. Le criterium, tiré de l'examen bactériologique, manque.

Voici comment on procède pour faire cet examen :

Avec un fil de platine à extrémité aplatie (une spatule en un mot) que l'on stérilise en le faisant rougir dans une flamme, le médecin va chercher au fond de la gorge une parcelle de fausse membrane ou des mucosités. Il place ces débris dans un petit morceau de taffetas gommé, qu'il replie de façon à former un petit sac. Ce dernier est mis dans un tube à urine ordinaire flambé, et le médecin envoie le tout soit au pharmacien qui sait pratiquer les examens, soit à un laboratoire de bactériologie.

Là, on recherche le bacille, d'après l'examen direct au microscope des parcelles enlevées. Cet examen microscopique donne d'utiles renseignements, en montrant la présence ou non du bacille diphtérique.

Mais le véritable diagnostic est basé sur la culture de ces parcelles. On doit isoler le bacille et le séparer des autres microbes.

Grâce aux recherches de MM. Roux et Yersin, nous possédons un moyen *rapide* d'obtenir des cultures caractéristiques. A cet effet, on étale la parcelle en question sur plusieurs tubes contenant du sérum de sang d'animal, coagulé par la chaleur. Sur ce milieu solide, en douze à quinze heures (à l'étuve), on voit apparaître les cultures caractéristiques.

Le bactériologiste répond : il y a le bacille diphtérique ou non — il est associé ou non. — Le bacille existe, la nouvelle méthode doit être appliquée.

ÉTUDE DU LIQUIDE CURATEUR. — SON MODE D'EMPLOI

Behring a montré le premier qu'en inoculant à un animal une dose progressivement croissante du poison sécrété par le bacille diphtérique (toxine diphtérique), cet animal, après un certain nombre d'injections, est *vacciné*, si bien que l'on peut lui injecter le bacille lui-même (à dose mortelle pour un animal qui n'a pas subi la même épreuve) sans qu'il éprouve le moindre inconvénient.

Donc le poison dû au bacille rend l'organisme de l'animal *réfractaire* ou *vacciné*, pourvu que cet organisme ait reçu une série de doses de poison *progressivement croissantes*.

Mais ce n'est point tout. Si on prend le sang de cet animal vacciné, et si on l'inocule à un autre animal sain, le sang vaccine également ce nouvel animal contre le bacille diphtérique. Celui-ci inoculé ne donnera rien.

Donc la puissance vaccinale, qui était dans l'organisme du premier animal, a passé dans celui du second. On vaccine ainsi les animaux à l'aide du sang tiré d'un animal vacciné (d'une façon spéciale). C'est le sang vaccinateur contre la diphtérie.

Or, en pratique, on n'emploie pas le sang tel quel, tel qu'il sort des vaisseaux de l'animal. On le laisse déposer ; les parties solides du sang se coagulent : c'est le caillot; et autour de ce dernier, nage un liquide jaunâtre, citrin, qui est la partie liquide du sang, le sérum. On laisse de côté le caillot et on se sert du sérum, qui contient le principe actif vaccinateur. De là le nom de sérum vaccinal diphtérique. Comment agit ce sérum? On ne sait qu'une chose, c'est que, d'une part, il empêche le bacille diphtérique de pousser ; il est un mauvais milieu de culture.

D'autre part, si on mélange ce sérum vaccinateur avec du poison diphtérique isolé (c'est-à-dire sans le microbe), ce poison ne fait plus rien. L'action nocive de ce poison est détruite. C'est là un fait très curieux et d'une importance capitale.

Voici donc un point fondamental. On peut, partant du sang d'un animal préparé, vacciner un animal sain contre la diphtérie (contre le bacille et contre le poison).

Ce n'est pas encore tout. Behring a démontré un phénomène plus curieux encore.

Si on prend de ce sang, doué de propriétés vaccinales, et si on l'inocule à un animal, non plus *avant* de le diphtériser, mais *après* l'avoir diphtérisé, ce même sang guérit la diphtérie et arrête son évolution.

Le sérum a donc aussi des *propriétés curatives* en plus de ses propriétés vaccinales.

Le *traitement et la vaccination de la diphtérie sont donc trouvés.*

Partant de ce fait, M. Roux a cherché quel est l'animal le meilleur pour obtenir du sérum vaccinateur et curateur. Beaucoup d'animaux ont cette propriété. Mais le cheval est certainement le meilleur, car son sérum est bien supporté et possède ces propriétés au maximum.

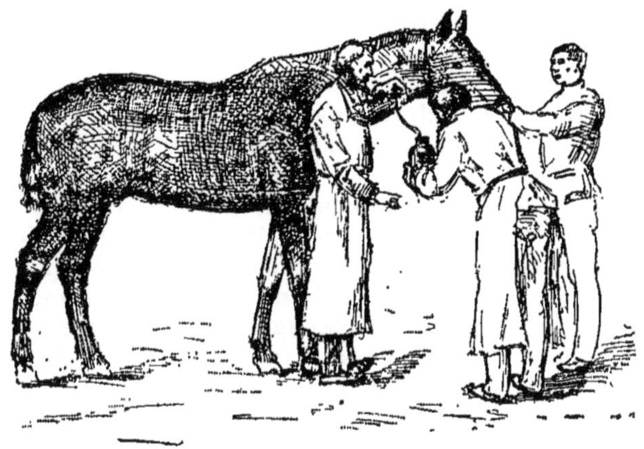

Prélèvement du sang sur le cheval.

De plus, on peut le saigner souvent, sans inconvénient. (Un litre de sang par mois.) Tel est le principe de la vaccination par sérum et de la guérison par sérum.

La découverte de Behring a ouvert une nouvelle voie : le traitement des maladies par le sérum du sang d'animaux préparés, c'est la sérumthérapie. Comme ce sérum annihile l'action du poison sécrété par le microbe, on le dit antitoxique.

Voici, brièvement, dans ses grandes lignes, la préparation du sérum antidiphtérique à l'Institut Pasteur.

Le cheval est d'abord soumis à des expériences pour voir s'il est tuberculeux ou morveux.

Cette précaution est en effet de toute nécessité. On comprend facilement que l'animal atteint de tuberculose ou de morve, pourra être capable de transmettte la maladie à l'aide du sérum vaccinateur. Aussi, avant de préparer un cheval, est-il nécessaire de le soumettre à l'épreuve dite de la tuberculine.

Voici en quoi consiste cette épreuve :

On injecte sous la peau de l'animal une dose précise de tuberculine, c'est-à-dire du poison secrété dans les milieux de culture par le bacille de la tuberculose.

Si l'animal est sain, il ne présentera aucune réaction, aucune fièvre ; au contraire, s'il est tuberculeux (et quelque soit l'organe atteint), on verra apparaître de la fièvre et une poussée congestive du viscère intéressé.

Dans ce cas on abattra l'animal, qui ne devra pas servir de vaccinateur. On fera la même épreuve avec la malleine, c'est-à-dire avec le poison sécrété par le bacille de la morve. Si l'animal est morveux, il présentera la réaction caractéristique (fièvre, etc.). — On devra dans ce cas le rejeter comme animal vaccinateur. On voit donc que la préparation du sérum exige des soins minutieux portés à l'extrême, et qu'elle ne peut être bien faite que par quelques personnes tout à fait expérimentées.

Ceci fait, on lui inocule sous la peau, à intervalles de temps déterminés, une dose progressivement croissante de poison diphtérique. Une dose légère à la première injection, une dose plus forte à la seconde, et ainsi de suite, si bien qu'après un laps de temps variable de un à trois mois, le sérum du sang de cheval a acquis des propriétés vaccinales et curatives.

Voici comment on procède pour obtenir le poison diphtérique que l'on injecte.

On cultive le bacille de Lœffler dans des matras où circule constamment de l'air. On sait que la quantité de poison produite est plus abondante quand l'air se renouvelle. Après un mois de culture, on filtre ce bouillon sur un filtre Chamberland : le microbe reste sur le filtre et le bouillon chargé du poison passe seul. C'est ce bouillon chargé de poison qui sert à inoculer le cheval.

Quand le cheval a subi l'imprégnation de la toxine pendant un temps suffisant, on pratique une saignée. On laisse déposer le sang, le caillot se forme et le sérum est distribué dans des petits flacons de vingt centimètres cubes. On ajoute dans chacun d'eux un petit morceau de camphre, que l'on a passé rapidement dans une flamme.

TECHNIQUE DE L'INJECTION

En présence d'une diphtérie due au bacille de Lœffler, pur ou associé, le médecin, quelle que soit l'intensité de la maladie, injecte vingt centimètres cubes de sérum, c'est-à-dire le petit flacon en entier.

Nous insistons sur ce fait : quelle que soit l'intensité de la maladie, car une diphtérie légère aujourd'hui peut prendre de la gravité en quelques heures et provoquer la mort, alors que toutes les apparences premières étaient très favorables.

Avant de pratiquer l'inoculation, le médecin note l'état du pouls, du cœur, de l'urine, de la respiration et de la température.

On se sert, pour pratiquer l'inoculation, d'une seringue spéciale d'une capacité de vingt centimètres cubes. Elle se compose : 1° d'un manchon de verre monté à ses deux extrémités sur une plaque métallique, dont il est séparé par deux petits coussinets de caoutchouc ; 2° d'un piston en caoutchouc; 3° d'un tube de caoutchouc de 10 centimètres de long, terminé par une aiguille de 4 à 5 centimètres de long.

Ce tube malléable permet de faire convenablement les injections alors même que l'enfant ferait quelques mouvements.

Cette seringue a l'avantage d'être stérilisable à l'eau bouillante.

L'injection est faite sous la peau du flanc, dans le tissu conjonctif sous-cutané ; elle ne provoque qu'une boule d'œdème qui disparaît après quinze à trente minutes. Si, au lieu d'un enfant, il s'agit d'un adolescent (au-dessus de quinze ans), on injecte dans la même séance deux doses : l'une dans le flanc droit, l'autre dans le flanc gauche.

L'injection ne provoque aucune réaction spéciale.

On attend un jour, et le médecin, juge de la situation, fera ou non une deuxième, une troisième inoculation avec le même sérum et avec la même dose.

En général, d'après les recherches de MM. Roux et Martin, voici ce qui est observé :

Dans la diphtérie légère, à bacille de Lœffler pur, une dose suffit. Dans les cas graves, il sera nécessaire d'en faire une seconde, parfois une troisième.

On dit qu'une diphtérie est légère, quand il y a peu de fièvre,

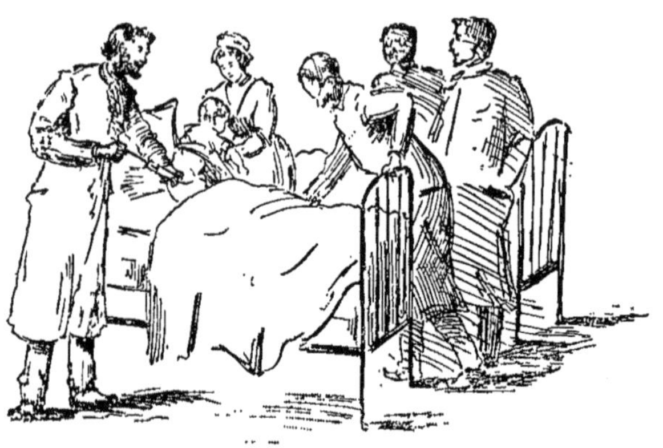

Injection du sérum.

peu d'accélération du pouls, peu ou pas d'albumine dans les urines et quand l'enfant présente peu de signes d'infection.

La diphtérie est grave quand la fièvre est un peu plus élevée, le pouls accéléré, de l'albumine en notable quantité dans l'urine et quand l'enfant présente des signes d'une infection intense.

Le résultat le plus évident de cet exposé est que les doses à injecter seront d'autant plus nombreuses que la diphtérie sera plus grave.

L'application de la sérumthérapie donne d'excellents résultats, dans tous les cas où la diphtérie relève de la présence du bacille de Loëffler, à l'état de pureté ou associé à des microbes peu nocifs, peu méchants (tels que le staphylocoque.) Il n'en est pas de même si la diphtérie est associée à un microbe dangereux, le streptocoque par exemple.

Dans ces cas, en général, la diphtérie est grave au point de vue des symptômes.

L'inoculation de sérum guérit le malade de l'infection par le bacille de Lœffler, mais agit peu ou pas sur le streptocoque, de sorte que, ou le malade sera amélioré et on n'aura qu'à agir ensuite sur le streptocoque qui, dans ce cas, provoque des petites suppurations, ou le sérum n'aura aucune action évidente sur la maladie.

La conclusion qui se dégage est que le sérum anti-diphtérique n'a que peu ou pas d'influence sur le streptocoque.

Dans tous ces faits, l'injection du sérum est pratiquée, qu'il y ait ou non complication pulmonaire ou croup secondaire.

Examinons maintenant d'autres faits. Il n'y a point d'angine, mais croup primitif, croup d'emblée.

Les mêmes résultats sont obtenus: heureux si le croup est dû au bacille de Lœffler seul, amélioration s'il y a association avec un autre microbe.

Dans tous les cas de croup, qu'il y ait ou non angine, il faut, avant de pratiquer l'opération, injecter le sérum. On opérera à la dernière minute, quand il le faudra absolument. Actuellement, on remplace l'opération par le tubage du larynx, qui ne produit aucune plaie.

Il faut, en effet, dans la diphtérie, ne pas se départir du principe suivant : On doit éviter une nouvelle plaie : or, l'opération a pour résultat de créer une surface à vif, où le microbe trouve un bon milieu de culture pour se développer et pulluler.

Que doit-on faire, en dehors de l'inoculation du sérum? Doit-on badigeonner la gorge, enlever les peaux, les fausses membranes? Le médecin doit être seul juge.

Mais, d'après M. Roux, il faut éviter de blesser la gorge, de faire un traumatisme quelconque. Il faudra ne mettre aucun caustique.

La liqueur de van Swieten, l'acide phénique donnent de mauvais résultats, car ces substances semblent entraver l'action du sérum.

Le mieux est de laver la gorge (et le médecin doit seul le faire) avec de l'eau boriquée ou de l'eau contenant une solution de la liqueur de Labarraque, ou de la glycérine contenant de l'acide salicylique.

TRAITEMENT PRÉVENTIF

Puisque le sérum non seulement guérit la diphtérie, mais encore vaccine une personne bien portante contre cette terrible maladie, voici ce qu'il est bon et prudent de faire.

Dès qu'un enfant sain a été en contact ou vit près d'un enfant malade de la diphtérie, il est nécessaire de prévenir le mal en pratiquant la vaccination.

On injecte alors sous la peau cinq centimètres cubes de sérum, pour les enfants de moins de dix ans, et dix centimètres cubes au-dessus de cet âge. Cette vaccinaton suffira le plus souvent. Cette pratique a son importance, car il est fréquent, chez les enfants bien portants, mais en contact avec des diphtériques, de trouver déjà le bacille caractéristique, alors que la maladie n'est pas encore déclarée.

Tel n'est pas tout le traitement.

Comme la contagion de la maladie a lieu surtout par l'expectoration, on soumettra à la stérilisation les produits de l'expectoration et les linges qui ont été souillés (mouchoirs, literie, etc.).

Telle est, dans ses grandes lignes, à ce jour, la question de la diphtérie. Grâce aux recherches de MM. Behring, Roux, Yersin, Martin, cette maladie terrible est domptée, et nous en possédons le traitement véritablement scientifique, La découverte de la sérumthérapie est, sans contredit, une des merveilleuses acquisitions de ce siècle, le siècle de Pasteur.

Sceaux. — Imprimerie Charaire et Cie.

www.ingramcontent.com/pod-product-compliance
Ingram Content Group UK Ltd.
Pitfield, Milton Keynes, MK11 3LW, UK
UKHW022152170726
13837UKWH00004B/1944